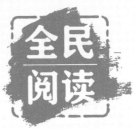

总主编
何清湖

常见病防治进家庭口袋本丛书

咳 嗽

主编 / 张涤

U0201077

全国百佳图书出版单位
中国中医药出版社
·北 京·

图书在版编目（CIP）数据

咳嗽 / 何清湖总主编；张涤主编 . —— 北京：

中国中医药出版社，2024.7. —— （全民阅读）. ——

ISBN 978 - 7 - 5132 - 8836 - 1

Ⅰ. R562.2-49

中国国家版本馆 CIP 数据核字第 2024GZ9288 号

中国中医药出版社出版

北京经济技术开发区科创十三街 31 号院二区 8 号楼

邮政编码　100176

传真　010-64405721

北京盛通印刷股份有限公司印刷

各地新华书店经销

开本 787×1092　1/32　印张 3.25　字数 65 千字

2024 年 7 月第 1 版　2024 年 7 月第 1 次印刷

书号　ISBN 978 - 7 - 5132 - 8836 - 1

定价　29.80 元

网址　www.cptcm.com

服 务 热 线　010-64405510
购 书 热 线　010-89535836
维 权 打 假　010-64405753

微信服务号　zgzyycbs
微商城网址　https://kdt.im/LIdUGr
官 方 微 博　http://e.weibo.com/cptcm
天猫旗舰店网址　https://zgzyycbs.tmall.com

如有印装质量问题请与本社出版部联系（010-64405510）
版权专有　侵权必究

《全民阅读·常见病防治进家庭口袋本丛书》

编委会

《咳嗽》

编委会

主　　编　张　涤

副 主 编　朱沁泉　张思齐　张　南

编　　委　何炜星　廖艳红　李　博　刘卜菡　叶　勇
　　　　　吴　吉　贺思雨　张佳佳

"全民阅读"是国家重要的文化工程，是建设学习型社会的一项重要举措，有助于在全社会形成"多读书、读好书"的良好氛围和文明风尚。健康是老百姓最核心的追求之一，不仅与每个人、每个家庭息息相关，更关乎国家的繁荣与发展。人民健康是民族昌盛和国家富强的重要标志。建设"健康中国"战略有重要的意义，是实现"中国式现代化"的必然要求。

　　"中医药学包含着中华民族几千年的健康养生理念及其实践经验"，"是中华民族的伟大创造，是中国古代科学的瑰宝"。中医药学是我国珍贵的文化遗产，是打开中华文明宝库的钥匙，是中华文明得以延续和发展的重要保障，经历了数千年的沉淀与发展，直至今日依然熠熠生辉。中医药学积累了大量宝贵的健康养生理论及技术，如食疗、药疗、传统功法、情志疗法及外治法等，这些在我们的日常生活中处处可见，有着广泛的群众基础，为维护人民健康提供了重要保障。

2016 年 2 月 26 日，国务院印发《中医药发展战略规划纲要（2016—2030 年）》，其中明确指出，推动中医药进校园、进社区、进乡村、进家庭，将中医药基础知识纳入中小学传统文化、生理卫生课程，同时充分发挥社会组织作用，形成全社会"信中医、爱中医、用中医"的浓厚氛围和共同发展中医药的良好格局。为了科普中医药知识，促进全民健康，助力"健康中国"建设，世界中医药学会联合会慢病管理专业委员会组织全国专家学者编撰了《全民阅读·常见病防治进家庭口袋本丛书》。整套丛书包括 10 册，即《便秘》《感冒》《高血压》《冠心病》《颈椎病》《咳嗽》《失眠》《糖尿病》《痛风》《血脂异常》。我们希望通过《全民阅读·常见病防治进家庭口袋本丛书》向广大群众科普常见病的中医药防治知识，帮助老百姓更好地培养健康生活习惯，提高防病治病的能力。本套丛书在保证科学性与专业性的前提下，将介绍的内容趣味化（通俗易懂）、生活化（贴近实际）、方法化（实用性强）。

1. 科学性

作为科普丛书，科学性是第一要素。世界中医药学会联合会慢病管理专业委员会组织行业内的知名专家学者编撰本套丛书，并进行反复推敲与审校，确保科普知识的科学性、专业性与权威性。

2. 通俗性

本套丛书在编写过程中肩负着重要的使命，就是让深奥的中医药知识科普化，使博大精深的中医药理论妙趣横生，从而吸引读者。因此，我们对中医药理论进行反复"咀嚼"与加工，使文字简约凝练、通俗易懂，使内容图文并茂、形象生动。

3. 实用性

本套丛书内容贴近实际，凝集了老百姓日常生活中常遇到的健康问题，如糖尿病、高血压、痛风等，重视以具体问题为导向，不仅使读者产生共鸣，发现和了解生活中的常见健康问题，而且授之以渔，提供中医药干预思路，做到有方法、实用性强。

《全民阅读·常见病防治进家庭口袋本丛书》将"全民阅读"与"健康中国"两大战略工程相结合，由众多中医权威专家共同撰写，是适合全民阅读的大众科普读物的一次结集出版，对传播中医药文化、指导老百姓养生保健有很好的作用。在此特别感谢世界中医药学会联合会慢病管理专业委员会、湖南中医药大学、湖南医药学院等单位对本套丛书编撰工作的大力支持，对一直关心、关注、支持本套丛书的专家学者表示诚挚的感谢。

　　由于时间比较仓促，加之编者水平有限，本套丛书可能还存在一些不足之处，恳请广大读者提出宝贵的意见和建议，以便再版时修正。

世界中医药学会联合会慢病管理专业委员会会长
湖南中医药大学教授、博士生导师
湖南医药学院院长
何清湖
2024 年 4 月

咳嗽是肺系疾病的一个主要症状，又是具有独立性的一种疾病。男女老幼在一年四季均可出现咳嗽，尤在冬春季节或气温骤变时多见，病程短则数日，长则数月，严重者甚至常年不愈，对患者的健康及生命危害很大。为方便读者朋友对咳嗽的症状、调护和治疗有更多的认识，我们编写了此书，为咳嗽患者如何正确调护提供参考建议。

中医学认为咳嗽不离乎肺。肺属娇脏，主宣发肃降，人体的推陈出新全赖于肺的宣发肃降，如此沟通人与天地，完成清浊的周天循环。风、寒、热、燥等外邪从人的体表（皮毛）或口鼻（呼吸道）而入，肺为娇嫩之脏，外邪袭肺，致肺之宣肃功能失常，引起咳嗽，是最常见的情况。

咳嗽虽不离乎肺，但又不局限于肺。《素问·咳论》指出"五脏六腑皆令人咳，非独肺也"，提示咳嗽不只由外感（风寒邪气、风热邪气、燥邪侵袭）引发，由于人体是一个整体，五脏六腑相互影响，其他脏腑的功能异常而病及于肺，也可导致咳嗽。

咳嗽的中医治疗是通过辨证施治使肺的宣肃功能恢复正常，故在治疗咳嗽时需要明晰其病因所在。为此，我们在编写此书时将咳嗽常见证型的具体表现进行了描述，以便读者对照查阅。同时，针对不同证型，本书介绍了相对应的常用穴位、家常食物、常用中药、精选食疗方及家用中成药等，操作简单，易于掌握。

需要注意的是，咳嗽的病因复杂，比如小儿可能因异物吸入而出现咳嗽，但不论哪种类型的咳嗽，如若出现咳嗽气喘加剧，或伴有其他严重症状，建议尽快就医检查，遵医嘱用药，以免贻误病情。

《咳嗽》编委会

2024 年 4 月

目 录

微信扫描二维码
有声点读新体验

治咳嗽离不开的 2 条经络
肺经、膀胱经

风寒咳嗽调理 25 招
疏风散寒，宣肺止咳

三 风热咳嗽调理 23 招
疏风清热，宣肺止咳

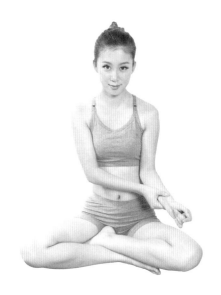

四 **痰湿阻肺型咳嗽调理 23 招**
燥湿化痰，理气止咳

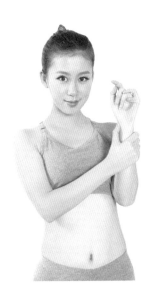

五 痰热郁肺型咳嗽调理 23 招
清热化痰，肃肺止咳

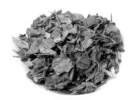

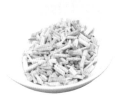

六 肝火犯肺型咳嗽调理 19 招
清肝泄肺，顺气降火

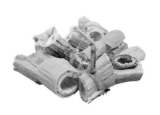

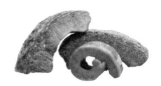

七 肺阴亏虚型咳嗽调理 19 招
滋阴润肺，化痰止咳

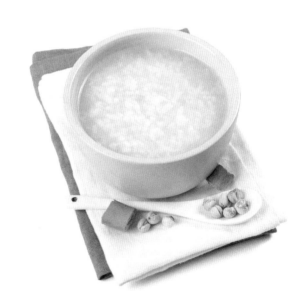

一

治咳嗽离不开的
2 条经络

肺经、膀胱经

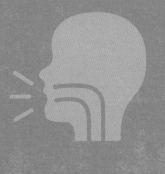

手太阴肺经
呼吸畅通，不咳嗽

手太阴肺经简称"肺经"。《黄帝内经》载肺为"相傅之官"，"诸气者，皆属于肺"，可见其地位之高。调理肺经可以培补肺气，排放浊气，灌溉清气。

循行路线

手太阴肺经起于中焦，属肺络大肠，联系胃及肺系，从肺系横出腋下，循行于上肢内侧前缘，走心经、心包经之前，经过寸口，止于拇指桡侧端；分支从腕后分出，止于食指桡侧端，接大肠经。

主治病症

本经腧穴主要调治胸、咽喉疾病及经脉循行部位的其他病症，如咳嗽、咽喉肿痛、气喘、咯血、胸部胀满、手臂内侧前缘痛、肩背部寒冷或疼痛等。

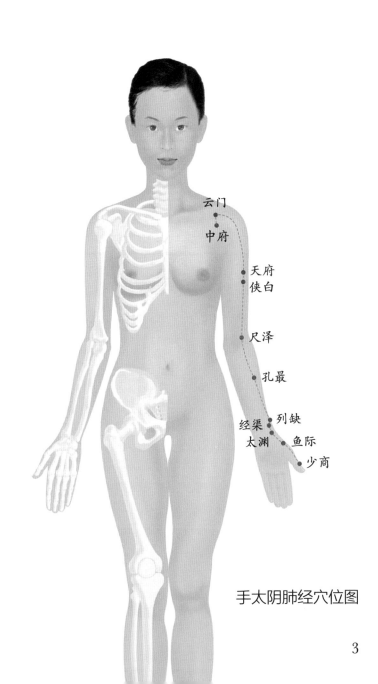

云门
中府
天府
侠白
尺泽
孔最
经渠　列缺
太渊　鱼际
少商

手太阴肺经穴位图

3

肺经重点穴位

列缺穴

感冒、咳嗽的常用主穴

功能与主治：宣肺理气，止咳平喘。主治头痛、颈痛、咳嗽、气喘、咽喉肿痛等。

定位：手腕伸直，两手虎口自然平直交叉，食指点在手腕的桡侧，食指尖所指的小凹陷处即是。

操作方法：用食指指腹按揉列缺穴3分钟，有润肺止咳的功效。

• 列缺

太渊穴

咳嗽、气喘的常用主穴

功能与主治：补益肺气，止咳化痰，通经复脉。主治咳嗽痰多、喘息咳逆、胸痹、心痛、心悸等。

定位：仰掌，在腕横纹上桡动脉桡侧凹陷中取穴，即掌后腕横纹靠拇指一侧，动脉靠拇指一侧的凹陷处。

太渊

操作方法：用拇指指腹轻柔地掐按太渊穴1~3分钟，以有酸胀感为度。

鱼际穴
清咽利喉的常用主穴

功能与主治：泄热开窍，宣肺利咽。主治咽喉肿痛、咳嗽、鼻出血、中暑、感冒发热、咯血等。

定位：本穴在手外侧，约第1掌骨中点靠拇指一侧的赤白肉际处。

操作方法：用食指指腹按揉鱼际穴3分钟，有助于改善咽喉肿痛。

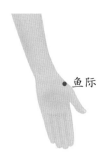

鱼际

云门穴
止咳平喘的常用主穴

功能与主治：理气止痛，止咳平喘。主治咳嗽、气喘、胸痛、肩关节内侧痛等。

定位：双手叉腰，锁骨外端下缘出现的三角形凹陷处即是。

操作方法：用拇指按摩云门穴10分钟左右，以有酸麻胀感为宜，能调治咳嗽、胸痛等。

云门

5

足太阳膀胱经
调控水液代谢，调理呼吸系统疾病

足太阳膀胱经简称"膀胱经"，是人体中最长的一条经脉。膀胱经能汇集身体各处的"污水"而引导排出，此经一旦堵塞，全身都可能受牵连。

循行路线

膀胱经起于眼睛内侧，向上与督脉相会，接着下行经肩胛内侧，分成两支，沿脊柱两侧分别下行，主支在腰部进入体内联络肾脏，一条支脉经过髋部，沿大腿后外侧下行，与另一条从腰部分出的支脉在腘窝会合后，下行至小趾外侧。

主治病症

本经腧穴主治呼吸系统、神经系统、泌尿生殖系统、消化系统等的病症及本经所过部位的病症，如癫痫、头痛、目疾、鼻病、遗尿、小便不利及下肢后侧疼痛等。

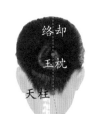

络却
玉枕
天柱

1 关俞
2 小肠俞
3 膀胱俞
4 中膂俞
5 白环俞
6 上髎
7 次髎
8 中髎
9 下髎

大杼　附分
风门　魄户
肺俞
厥阴俞　神堂　膏肓
心俞　　譩譆
督俞
膈俞　膈关
肝俞　魂门
胆俞　　阳纲
脾俞　意舍
胃俞　　胃仓
肾俞　肓门
三焦俞　志室
气海俞
大肠俞
　　　1
　　　6　胞肓
　　7　2　秩边
　　8　3
　　9　4
　　　5
会阳
承扶

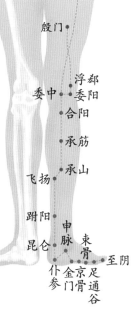

殷门

浮郄
委中　委阳
合阳
承筋
承山
飞扬
跗阳
申脉　束骨
昆仑　　　至阴
仆　金京足
参　门骨通
　　　　谷

足太阳膀胱经穴位图

7

膀胱经重点穴位

大杼穴
咳嗽、眩晕的常用主穴

功能与主治：清热祛邪，强筋健骨，通畅气血。主治咳嗽、关节疼痛、眩晕及头痛等。

定位：正坐低头或俯卧，本穴在后背第1胸椎棘突下，后正中线旁开1.5寸处。

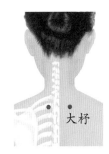
大杼

操作方法：用两手食指指腹按压或揉压，以有酸胀感为宜。

风门穴
伤风、咳嗽的常用主穴

功能与主治：宣通肺气，调畅气机。主治伤风咳嗽、发热头痛、过敏性鼻炎、哮喘、颈痛、肩膀酸痛等。

定位：食、中两指并拢，伸向背部，将中指指腹置于大椎穴下的第2个凹洼中心，此时食指尖按之酸痛或酸麻处即是。

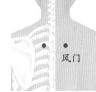
风门

操作方法：用食指指腹按揉36次，以有酸、麻、胀感为度。

功能与主治：宣肺解表，肃降肺气，增强呼吸功能。主治咳嗽、哮喘、胸满喘逆、潮热、盗汗、鼻塞等。

定位：低头，食、中两指并拢，伸向背部，从最凸起的椎体开始往下数3个凸起的骨性标志旁边，食指所在处即是。

操作方法：用两手的拇指或食、中两指轻轻按揉肺俞穴，每次2分钟。

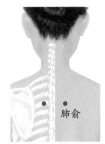

肺俞

功能与主治：补虚，散热，排脂。主治咳嗽、气喘、肺痨、健忘、遗精、完谷不化等。

定位：背部第4胸椎棘突下，左右约四指宽，肩胛骨内侧，一压即痛之处即是。

操作方法：通常取俯卧位，由按摩者以双手食指指腹按压膏肓穴，以有酸胀感为度。

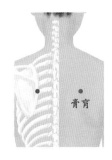

膏肓

9

功能与主治：利湿升清，健脾和胃。主治咳嗽、泄泻、痢疾、腹胀、呕吐、胃溃疡、胃炎、胃下垂等。

定位：两侧肩胛骨下缘的连线与脊柱相交处为第 7 胸椎，向下数 4 个凸起的下方左右各两指宽的位置即是。

操作方法：用拇指指腹适当用力按压脾俞穴 3~5 分钟，可解决消化不良、食欲不佳的问题。

功能与主治：宣肺理气，通络止痛。主治咳嗽、气喘、肩背痛、头痛、热病等。

定位：本穴在人体背部，第 6 胸椎棘突下，后正中线旁开 3 寸。

操作方法：以双手拇指指间关节对准穴位，均匀、柔和地进行点揉，每次 3 分钟，以有酸痛感为佳。

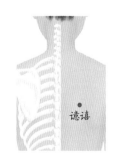

二

风寒咳嗽调理 25 招

疏风散寒，宣肺止咳

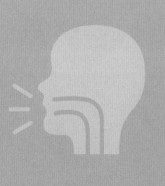

风寒咳嗽
有哪些表现

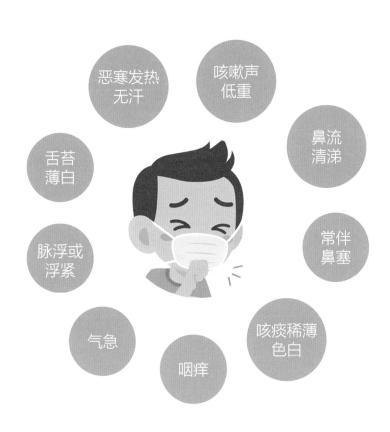

恶寒发热
无汗

咳嗽声
低重

鼻流
清涕

舌苔
薄白

常伴
鼻塞

脉浮或
浮紧

气急

咳痰稀薄
色白

咽痒

风寒咳嗽调理：
7 大常用穴位

对症按摩调理方

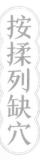

按揉列缺穴

取穴原理	列缺为肺经络穴，为八脉交会穴之一，通任脉。有疏风解表、止咳的功效。
功效主治	疏风解表，宣肺理气，止咳平喘。主治咳嗽气喘、咽痛等。
穴名解读	"列"，陈列、裂开；"缺"，缺口、空隙。古称闪电为列缺。该穴在腕上裂隙与衣袖边缘处，所过之气常如闪电，故名"列缺"。

操作方法

用拇指指腹按揉列缺穴3~5分钟，以有酸胀感为度。

定位

本穴在前臂，腕掌侧远端横纹上1.5寸，拇短伸肌腱与拇长展肌腱之间，拇长展肌腱沟的凹陷中即是。

列缺穴

按揉合谷穴

取穴原理　合谷是手阳明大肠经的原穴，是调畅人体气血、开达上焦的要穴，可疏风解表。

功效主治　清热解表，调和气血。主治头痛、咽喉肿痛、目赤肿痛、牙痛等。

穴名解读　"合"，汇、聚；"谷"，两山之间的空隙。从三间穴天部层次横向传来的水湿云气行至本穴后汇聚形成强大的水湿云气场，故名"合谷"。

操作方法
用拇指指腹按揉合谷穴3~5分钟，以有酸胀感为度。

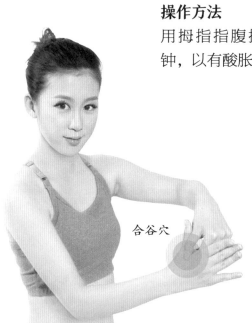

合谷穴

定位
本穴在手背第1、2掌骨间，将一只手的拇指横纹放在另一只手的虎口沿上，屈拇指时指腹所指之处即是。

取穴原理	天突穴为任脉穴，任脉入咽喉。该穴可以疏导咽喉及肺之气血，降气止咳。
功效主治	宣肺降气，止咳平喘。主治咳嗽、气喘、咽喉肿痛、打嗝、胸痛等。
穴名解读	"天"，指上部；"突"，结喉突起。该穴在结喉下，能通利肺气，使咽喉爽利通畅，故名"天突"。

按揉天突穴

操作方法

用食指指腹轻轻按揉天突穴 3~5 分钟。

定位

本穴在颈前区，胸骨上窝中央，前正中线上，两锁骨中间处即是。

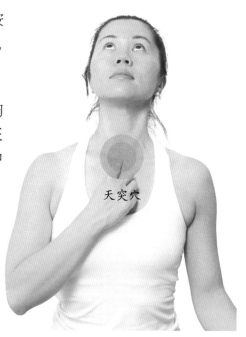

天突穴

<table>
<tr><td rowspan="5">按揉风池穴</td><td>取穴原理</td><td>风池穴邻近头部，为祛风之要穴，有祛风散邪止痛、清利头目的功效。</td></tr>
<tr><td>功效主治</td><td>祛风散邪，清利头目，温阳益气。主治感冒、头痛、眩晕、颈项强痛、目赤痛等。</td></tr>
<tr><td>穴名解读</td><td>"风"，风邪；"池"，池塘。该穴在枕骨下，局部凹陷如池，是祛风的要穴，故名"风池"。</td></tr>
</table>

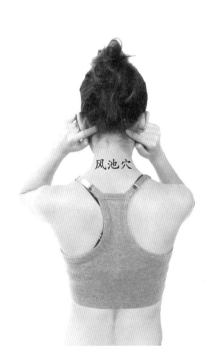

风池穴

操作方法

用两手食指指腹按揉风池穴 3~5 分钟，以有酸胀感为度。

定位

本穴在颈后区，枕骨之下，胸锁乳突肌上端与斜方肌上端之间的凹陷中。

取穴 原理	风门穴为督脉、足太阳膀胱经之交会穴，是祛风最常用的腧穴之一，是调理伤风咳嗽、发热头痛的要穴。
功效 主治	祛风，宣肺解表。主治伤风咳嗽、发热头痛、胸背彻痛、项强等。
穴名 解读	"风"，风气；"门"，出入的门户。膀胱经各背俞穴上行的水湿之气至本穴后吸热胀散化风上行，故名"风门"。

操作方法

用食指指腹按揉风门穴 3~5 分钟，以有酸胀感为度。

定位

本穴在背部，第 2 胸椎棘突下，后正中线旁开 1.5 寸。

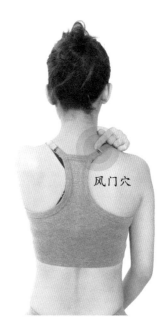

风门穴

按揉肺俞穴

取穴原理 肺俞穴是足太阳经背部的腧穴。肺俞为肺气之所注，邻近肺脏，是主治肺脏疾病的重要腧穴，可调畅肺脏气机。

功效主治 宣肺止咳，平喘。主治咳嗽、气喘、小儿感冒、鼻塞等。

穴名解读 "肺"，肺脏；"俞"，输注。该穴是肺气传输于后背体表的部位，故名"肺俞"。

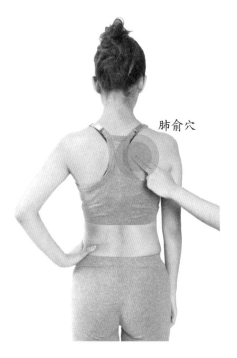

肺俞穴

操作方法
按摩者将食指与中指并拢，用两指指腹按揉肺俞穴 3~5 分钟，以有酸胀感为度。

定位
本穴在背部脊柱区，第 3 胸椎棘突下，后正中线旁开 1.5 寸。

取穴原理	太渊穴是手太阴肺经的输穴、原穴，可宣肺止咳化痰。
功效主治	理血通脉，宣肺平喘。主治喘息咳逆、胸痹心痛、心悸、脉涩等。
穴名解读	"太"，大；"渊"，深。该穴为肺经原穴，八会穴之一（脉会）。言其为脉之大会，博大而深，故名"太渊"。

按揉太渊穴

操作方法

用拇指指腹按揉太渊穴 3~5 分钟，以有酸胀感为度。

定位

本穴在腕前区，拇长展肌腱尺侧凹陷中，即掌后腕横纹靠拇指一侧，动脉靠拇指一侧的凹陷处。

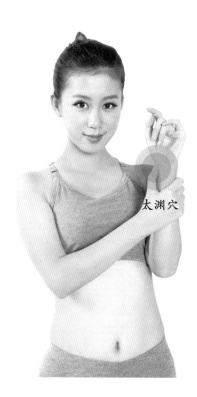

太渊穴

19

风寒咳嗽调理：4 种家常食物

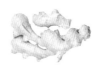

生姜

性味归经： 性温，味辛；归肺、脾、胃经。

功能： 解表散寒，温中止呕，化痰止咳。用于外感风寒所致之寒痰咳嗽等。

用法： 烹饪、煎茶。

禁忌： 痔疮、高血压患者不宜食用。

红糖

性味归经： 性温，味甘；归脾、胃、肝经。

功能： 温中散寒，健脾和胃。用于风寒感冒、畏寒肢冷、头晕目眩等。

用法： 煮食、制作面食。

禁忌： 胃肠疾病、糖尿病患者及阴虚内热者不宜食用。

香菜

性味归经： 性温，味辛；归肺、胃经。

功能： 发汗解表，消食下气。用于感冒、发热头痛、积食所致之咳嗽等。

用法： 炒食、凉拌。

禁忌： 严重龋齿、胃溃疡患者慎食。

葱白

性味归经： 性温，味辛；归肺、胃经。

功能： 发汗解表，散寒通阳。用于风寒感冒，恶寒发热之轻症。

用法： 煮水。

风寒咳嗽调理：4 种常用中药

麻黄

性味归经：性温，味辛、微苦；归肺、膀胱经。

功效主治：发汗解表，宣肺平喘。用于风寒感冒等。

用法：2~10 克，煎服。

禁忌：表虚自汗、阴虚盗汗、肺肾亏虚致咳者忌用，失眠及高血压患者慎用。

紫苏叶

性味归经：性温，味辛；归肺、脾经。

功效主治：解表散寒，行气和胃。用于风寒感冒、咳嗽呕恶等。

用法：6~10 克，煎、煮、泡。

禁忌：外感风热及气虚卫表不固者忌用。

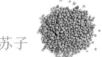

紫苏子

性味归经：性温，味辛；归肺经。

功效主治：降气化痰，止咳平喘，润肠通便。用于咳嗽气喘、肠燥便秘等。

用法：3~10 克，煎服。

禁忌：脾虚便溏者慎用。

苍术

性味归经：性温，味辛、苦；归脾、胃、肝经。

功效主治：燥湿健脾，祛风散寒。用于风寒感冒、湿阻中焦等。

用法：3~9 克，煎服。

禁忌：血虚气弱、表虚自汗者忌服。

药食同源，疏风散寒：4 道精选食疗方

淡豆豉葱白炖豆腐

清热解表，缓咳止嗽

材料：淡豆豉 10 克，葱白末 15 克，嫩豆腐 500 克。

做法：

1 嫩豆腐用清水冲洗，切块。

2 将嫩豆腐块放入锅中，加适量水，煮开。

3 放入淡豆豉、葱白末，用小火煨煮 5 分钟即成。

烹饪妙招

可在此食疗方中加入生姜，更有助于祛寒解表，调理风寒咳嗽。

功效

淡豆豉除烦解郁；豆腐生津益气。二者搭配葱白能发汗解表，可用于风寒感冒引起的咳嗽、鼻塞、流清涕。

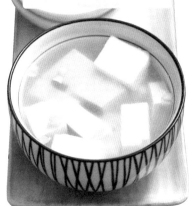

材料：紫苏叶 15 克，大米 100 克。
调料：姜片 10 克，盐 3 克。
做法：

1 大米洗净，浸泡 30 分钟；紫苏叶洗净。

2 锅中加适量水，大火烧开后，放入大米煮 15 分钟。加姜片和紫苏叶，滚后改小火再煮 20 分钟。关火，加适量盐调味，出锅。

温中止咳 苏叶粥

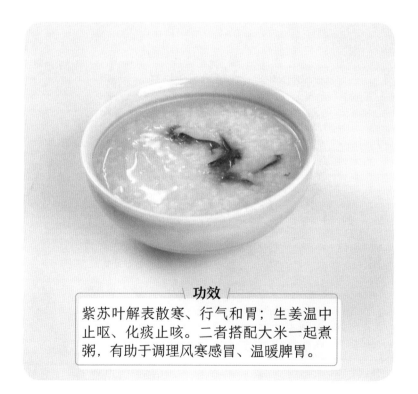

| 功效 |

紫苏叶解表散寒、行气和胃；生姜温中止呕、化痰止咳。二者搭配大米一起煮粥，有助于调理风寒感冒、温暖脾胃。

23

香菜黄豆饮

材料：香菜 30 克，黄豆 10 克。

调料：盐 3 克。

做法：

1 将香菜、黄豆洗净，黄豆用清水浸泡 2 小时。先将黄豆放入锅内，加适量水煎煮 15 分钟后，再加入香菜同煮 15 分钟，最后加盐调味即可。

2 去渣喝汤，一次或分次服完。

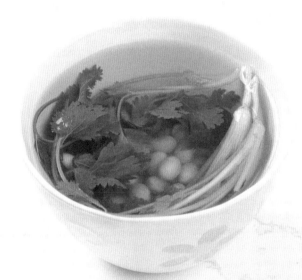

| 功效 |

香菜发汗清热，可改善风寒感冒引起的流清涕、咳白痰等症状。

材料：生姜 10 克。

调料：红糖 5 克。

做法：

1 生姜去皮洗净，切丝。

2 锅中加入一大碗水，放入姜丝，煮开后放入红糖，搅拌均匀，大火煮 2 分钟即可，每天饮用一次。

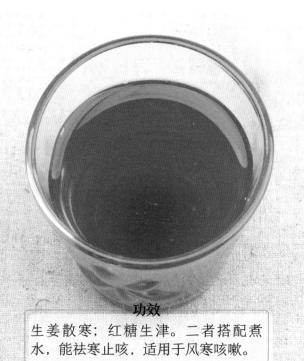

功效

生姜散寒；红糖生津。二者搭配煮水，能祛寒止咳，适用于风寒咳嗽。

风寒咳嗽调理：
6 种家用中成药

1 小青龙合剂

解表化饮、止咳平喘。
用于风寒水饮所致之喘息、咳嗽等。

4 杏苏止咳糖浆

宣肺散寒、止咳祛痰。
用于风寒感冒咳嗽、气逆。

2 通宣理肺丸

解表散寒、宣肺止嗽。
用于风寒束表、肺气不宣导致的感冒咳嗽等。

5 荆防颗粒

解表散寒、祛风胜湿。
用于外感风寒夹湿导致的感冒咳嗽等。

3 感冒清热颗粒

疏风散寒、解表清热。
用于风寒感冒所致之咳嗽等。

6 参苏丸

益气解表、疏风散寒、祛痰止咳。 用于身体虚弱，感受风寒所致之感冒咳嗽等。

温馨提示：中成药应在医生指导下使用，下同。

三

风热咳嗽调理
23 招
疏风清热，宣肺止咳

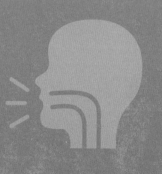

风热咳嗽
有哪些表现

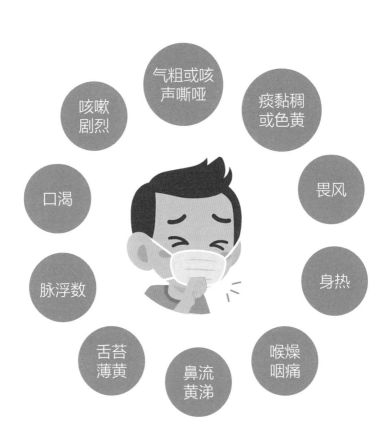

气粗或咳声嘶哑

痰黏稠或色黄

咳嗽剧烈

畏风

口渴

身热

脉浮数

喉燥咽痛

舌苔薄黄

鼻流黄涕

风热咳嗽调理：
6 大常用穴位

对症按摩调理方

取穴原理	列缺穴为肺经络穴，合谷穴为大肠经原穴，"原络配穴"共奏宣肺解表、止咳之功。
功效主治	疏风解表，止咳平喘。主治咳嗽气喘、咽痛、头痛、颈痛及感冒等。
穴名解读	"列"，陈列、裂开；"缺"，缺口、空隙。古称闪电为列缺，该穴在腕上裂隙与衣袖边缘处，所经之气常如闪电，故名"列缺"。

按揉列缺穴

操作方法
用拇指指腹按揉列缺穴 3~5 分钟，
以有酸胀感为度。

定位
本穴在前臂，腕掌侧远端横纹上
1.5 寸，拇短伸肌腱与拇长展肌腱
之间，拇长展肌腱沟的凹陷中即是。

列缺穴

按揉天突穴

取穴原理	天突穴的位置接近气管，促进清气入肺，浊气呼出，有通利气管、定喘止哮的作用。
功效主治	宣肺降气，止咳平喘。主治咳嗽、气喘、咽喉肿痛、打嗝、胸痛等。
穴名解读	"天"，指上部；"突"，结喉突起。该穴在结喉下，能通利肺气，使咽喉爽利通畅，故名"天突"。

操作方法

用食指指腹轻轻按揉天突穴 3~5 分钟。

定位

本穴在颈前区，胸骨上窝中央，前正中线上，两锁骨中间处即是。

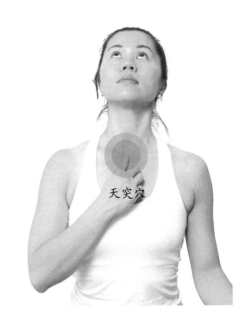

天突穴

取穴 原理	风池穴邻近头部，是足少阳胆经、阳维脉的交会穴。阳维脉联络各阳经，胆经气血从风池穴向上输散于头颈各部，有祛风散邪止痛之功。
功效 主治	祛风散邪，清利头目，温阳益气。主治感冒、头痛、头晕、鼻塞、颈项强痛等。
穴名 解读	"风"，风邪；"池"，池塘。该穴在枕骨下，局部凹陷如池，是祛风的要穴，故名"风池"。

按揉风池穴

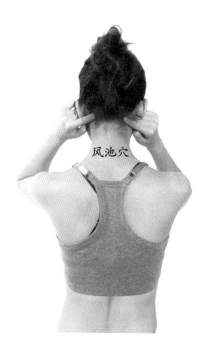

风池穴

操作方法
用两手食指指腹按揉风池穴3~5分钟，以有酸胀感为度。

定位
本穴在颈后区，先找到后脑勺儿下方颈窝，再由颈窝往外约两个拇指处即是。

<table>
<tr><td rowspan="4">按揉大椎穴</td><td>取穴原理</td><td>大椎穴为手足三阳经、督脉之交会穴，主一身之阳气，有维持生命功能、保卫机体、清热之功。</td></tr>
<tr><td>功效主治</td><td>扶正祛邪，提高机体免疫力。主治热病、疟疾、咳嗽、喘逆、项强、肩背痛等。</td></tr>
<tr><td>穴名解读</td><td>"大"，巨大；"椎"，椎骨。古称第1胸椎棘突为大椎，穴在其上方，故名"大椎"。</td></tr>
</table>

操作方法

按摩者用拇指指腹按揉大椎穴 3~5 分钟，以有酸胀感为度。

定位

正坐，略低头，约与肩平的脊柱正中高骨下即是。

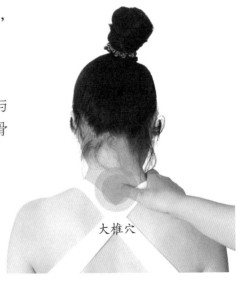

大椎穴

取穴原理	肺俞穴是足太阳经背部的腧穴，是肺脏经气输注之处，与肺有直接关系，能调畅肺脏经气。
功效主治	宣肺止咳，平喘。主治咳嗽、气喘、肺炎、支气管炎等。
穴名解读	"肺"，肺脏；"俞"，同"输"，输注。因其内应肺脏，是肺气转输、输注之处，是治疗肺脏疾病的重要腧穴，故名"肺俞"。

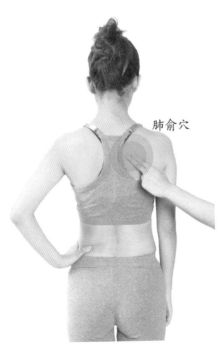

肺俞穴

操作方法

按摩者将食指与中指并拢，用两指指腹按揉肺俞穴3~5分钟，以有酸胀感为度。

定位

本穴在背部脊柱区，第3胸椎棘突下，后正中线旁开1.5寸。

<table>
<tr><td rowspan="3">按揉曲池穴</td><td>取穴原理</td><td>曲池穴为手阳明经合穴，可清泄肺热，利咽止痛。</td></tr>
<tr><td>功效主治</td><td>清泄肺热，消肿止痛，通经活络，散风止痒。主治感冒、外感发热、咳嗽、气喘、腹痛、手臂肿痛、皮肤瘙痒等。</td></tr>
<tr><td>穴名解读</td><td>"曲"，屈曲；"池"，水的围合之处、汇合之所。脉气流注此穴时，似水注入池中；又因取穴时屈肘，横纹头有凹陷，形似浅池，故名"曲池"。</td></tr>
</table>

操作方法

用拇指指腹按揉曲池穴
3~5分钟，以有酸胀感
为度。

定位

本穴在肘区，寻找该穴
时屈肘成90°，先找到
肘横纹终点，再找到肱
骨外上髁，两者连线的
中点处即是。

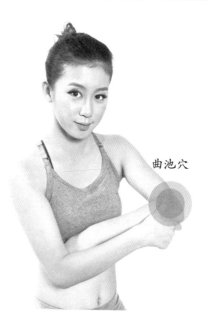

曲池穴

风热咳嗽调理：
4 种家常食物

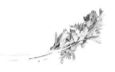

芹菜

性味归经： 性凉，味辛、甘；归肝、胃、膀胱经。

功能： 清热解毒、补虚养血。用于感冒发热、咳嗽等。

用法： 炒食、凉拌。

禁忌： 芹菜有降血压的作用，故血压低者慎食。

绿豆

性味归经： 性寒，味甘；归心、胃经。

功能： 清热除烦、排毒祛燥。用于咳嗽、咽喉肿痛、皮肤衰老、浮肿等。

用法： 做汤羹、煮粥。

禁忌： 脾胃虚弱者不宜多吃。

雪梨

性味归经： 性凉，味甘、微酸；归肺、胃经。

功能： 润肺清热、生津止渴。用于阴虚燥咳、咽干声哑、咳喘、痰黄等。

用法： 生吃、做汤羹。

禁忌： 脾胃虚弱者不宜多吃。

苹果

性味归经： 性凉，味甘、微酸；归脾、胃、肺经。

功能： 除烦解渴、提高抵抗力。用于咽干口干、皮肤干燥、肺燥所致之咳嗽等。

用法： 生吃、蒸煮、榨汁。

禁忌： 胃溃疡患者和脾胃虚寒者不宜多食。

风热咳嗽调理：
4种常用中药

桑叶

性味归经: 性寒，味苦、甘；归肺、肝经。

功效主治: 疏散风热、清肺润燥。用于外感风热、肺热燥咳等。

用法: 6~10克，煎服。

牛蒡子

性味归经: 性寒，味辛、苦；归肺、胃经。

功效主治: 疏散风热、宣肺祛痰。用于风热感冒、咳嗽痰多等。

用法: 6~10克，煎服。

禁忌: 气虚泄泻者慎用。

薄荷

性味归经: 性凉，味辛；归肺、肝经。

功效主治: 疏风散热、清利咽喉、解毒透疹。用于风热感冒、头痛目赤、风疹麻疹等。

用法: 3~6克，煎服，后下。

禁忌: 阴虚火盛者忌用。

菊花

性味归经: 性微寒，味甘、苦；归肺、肝经。

功效主治: 发散风热、清肝明目、清热解毒。用于风热感冒、头痛、眩晕、目赤肿痛、痈肿毒疮等。

用法: 6~10克，煎服。

药食同源，疏风清热：3 道精选食疗方

枇杷叶薏米菊花粥

润肺止咳，养胃健脾

材料：枇杷叶 5 克，菊花 10 克，薏米、大米各 50 克。

调料：冰糖适量。

做法：

1 大米、薏米洗净，浸泡 30 分钟；将枇杷叶、菊花洗净，加水 3 碗，煮至 2 碗分量，去渣取汁。

2 锅置火上，加入适量清水和药汁，放入薏米、大米煮开，转小火煮至粥黏稠，然后加入冰糖煮至化开即可。

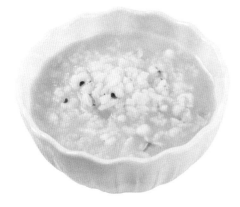

| 功效 |

枇杷叶清肺止咳、降逆止呕；菊花疏散风热、平肝解毒。二者搭配大米、薏米煮粥，可用于调理烦热口渴、胃热呕逆、肺热咳嗽等。

清肺化痰

核桃仁拌芹菜

材料：核桃仁 50 克，芹菜 250 克。

调料：盐、鸡精、香油、植物油各适量。

做法：

1 核桃仁拣去杂质；芹菜择洗干净，入沸水锅中焯后捞出沥干水分，晾凉，切段。

2 炒锅置火上，倒入适量植物油，待油烧至五成热时放入核桃仁炒熟，盛出。

3 将芹菜段和核桃仁放入盘中，用盐、鸡精和香油调味即可。

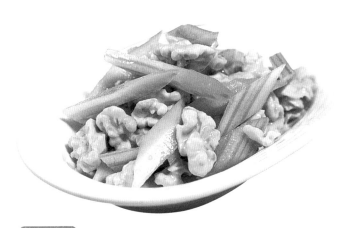

烹饪妙招

芹菜焯水时不宜煮得太过熟烂，以免营养流失。

功效

芹菜有清热除烦的功效，搭配核桃仁凉拌不仅营养美味，而且能养肺润肺，清热化痰。

材料：银耳50克，雪梨1个，杏仁5克，胡萝卜150克。

调料：陈皮、蜜枣、枸杞子各适量。

做法：

1 银耳用清水泡发，去黄蒂，撕成小片；雪梨洗净，去皮、核，切小块；杏仁洗净；胡萝卜洗净，切小块。

2 锅内倒入八分满的水，加入陈皮，待水煮沸后，放入银耳片、雪梨块、杏仁、枸杞子、蜜枣和胡萝卜块，大火煮20分钟，转小火继续炖煮约3小时即成。

清肺润燥

银耳梨羹

┤ 功效 ├

梨能养护咽喉、祛痰止咳；银耳能润肺止咳、增加皮肤弹性。二者搭配杏仁等食材煮成汤羹清肺止咳化痰之功更显著。

风热咳嗽调理：
6 种家用中成药

1 急支糖浆

清热化痰、宣肺止咳。 用于外感风热所致之咳嗽等。

2 川贝枇杷糖浆

清热宣肺、止咳化痰。 用于风热犯肺、痰热内阻等。

3 桑菊感冒片

疏风清热、宣肺止咳。 用于风热感冒初起之咳嗽等。

4 银翘解毒片

疏风解表、清热解毒。 用于风热感冒所致之咳嗽等。

5 双黄连口服液

疏风清热、解毒利咽。 用于外感风热所致之发热、咳嗽、咽痛等。

6 维 C 银翘片

疏风解表、清热解毒。 用于外感风热所致之咳嗽、口干、咽喉疼痛、发热、头痛等。

四

痰湿阻肺型咳嗽
调理 23 招
燥湿化痰，理气止咳

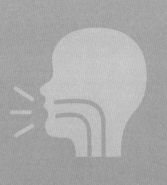

痰湿阻肺型咳嗽
有哪些表现

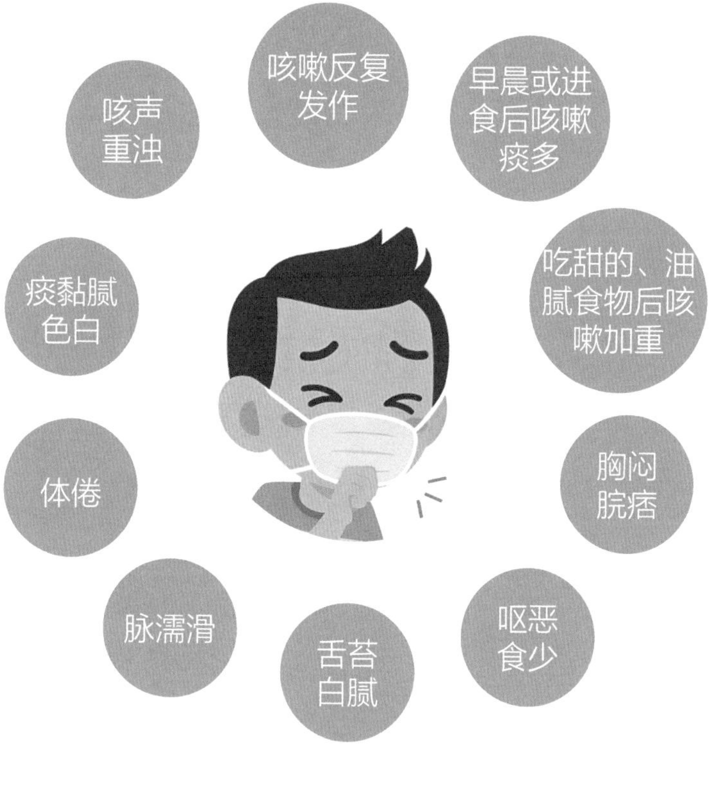

咳声
重浊

咳嗽反复
发作

早晨或进
食后咳嗽
痰多

吃甜的、油
腻食物后咳
嗽加重

痰黏腻
色白

体倦

胸闷
脘痞

脉濡滑

呕恶
食少

舌苔
白腻

痰湿阻肺型咳嗽调理：6 大常用穴位

对症按摩调理方

取穴原理 | 天突穴是任脉上的穴位，可促使清气入肺，浊气排出。

功效主治 | 宽胸理气，化痰利咽。主治咳嗽、感冒、哮喘、咳吐脓血、咽喉肿痛等。

穴名解读 | "天"，指上部；"突"，结喉突起。该穴在结喉下，能通利肺气，使咽喉爽利通畅，故名"天突"。

按揉天突穴

操作方法
用食指指腹轻轻按揉天突穴 3~5 分钟。

定位
本穴在颈前区，胸骨上窝中央，前正中线上，两锁骨中间处即是。

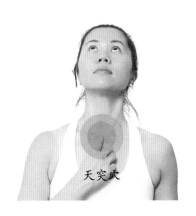

天突穴

43

<table>
<tr><td rowspan="3">按揉肺俞穴</td><td>取穴原理</td><td>肺俞穴是足太阳经背部的腧穴，是肺脏经气输注之处，与肺有直接关系，能调畅肺脏经气。</td></tr>
<tr><td>功效主治</td><td>解表宣肺，增强呼吸功能。主治咳嗽、哮喘、胸满喘逆、耳聋、小儿感冒等。</td></tr>
<tr><td>穴名解读</td><td>"肺"，肺脏；"俞"，同"输"，输注。因其内应肺脏，是肺气转输、输注之处，是治疗肺脏疾病的重要腧穴，故名"肺俞"。</td></tr>
</table>

操作方法

按摩者将食指与中指并拢，用两指指腹按揉肺俞穴 3~5 分钟，以有酸胀感为度。

定位

本穴在背部，第 3 胸椎棘突下，后正中线旁开 1.5 寸。

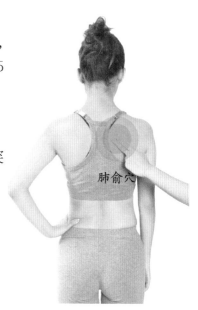

肺俞穴

取穴原理	太渊穴为肺经之输穴，五行属土，土能生金，故为手太阴肺经之母穴。该穴擅长补肺虚，既可补肺气之亏损，又可补肺阴之亏耗。
功效主治	理血通脉，宣肺平喘。主治喘息咳逆、胸痹、心痛、心悸、脉涩等。
穴名解读	"太"，高大尊贵之意；"渊"，深水、深潭。"太渊"，口中津液名，意为经气深如潭水，故名。

操作方法

用拇指指腹按揉太渊穴3~5分钟，以有酸胀感为度。

定位

本穴在腕前区，拇长展肌腱尺侧凹陷中，即掌后腕横纹靠拇指一侧，动脉靠拇指一侧的凹陷处。

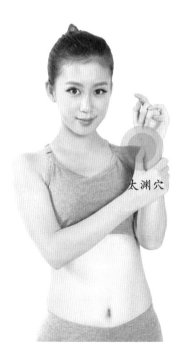

太渊穴

按揉三阴交穴

取穴原理	三阴交是肝、脾、肾三经之交会穴，可疏肝健脾，止咳化痰。
功效主治	健脾和胃，利湿化痰。主治积食所致之咳嗽、脾胃虚弱、腹胀肠鸣、腹泻等。
穴名解读	"三阴"，足三阴经。"交"，交会。足部三条阴经中的气血物质在该穴交会。该穴物质有脾经提供的湿热之气，有肝经提供的水湿风气，有肾经提供的寒冷之气，三条阴经之气血交会于此，故名"三阴交"。

操作方法

用拇指指腹按揉三阴交穴 3~5 分钟，以有酸胀感为度。

定位

本穴在小腿内侧，足内踝尖上 3 寸（即除拇指外其余 4 根手指并起来的宽度），胫骨内侧缘后方。

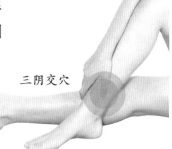

三阴交穴

取穴原理	丰隆穴是足阳明胃经的络穴，从阳络阴，脾与胃一阴一阳，互为表里，该穴能畅通表里两经之气血，为化痰之要穴。
功效主治	理气，化痰，止咳。主治由痰所致之咳嗽、哮喘、头痛、眩晕等。
穴名解读	"丰隆"，象声词，"轰隆"之义。从条口穴、上巨虚穴、下巨虚穴传来的水湿云气至本穴后化雨而降，且降雨量大，如雷雨之轰隆有声，故名"丰隆"。

操作方法

用食指指腹按揉丰隆穴 3~5
分钟，以有酸胀感为度。

定位

本穴在小腿外侧，外踝尖上
8 寸，胫骨前肌的外缘。

丰隆穴

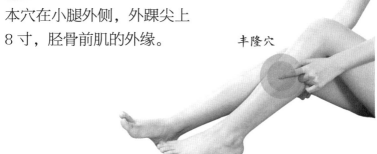

按揉阴陵泉穴	取穴原理	阴陵泉穴为足太阴脾经之合穴，与丰隆穴相配共奏调畅气机、化痰除湿之功效。
	功效主治	健脾利湿，通经活络。主治腹胀、泄泻、腹痛、积滞等。
	穴名解读	"阴"，水;"陵"，土丘;"泉"，水泉。穴名意指脾经地部流行的经水及脾土物质混合物在本穴聚合堆积。

操作方法

用食指指腹按揉阴陵泉穴
3~5 分钟，以有酸胀感为度。

定位

从膝盖内侧横纹向上，会摸
到一个突起的骨头，顺着骨
头的下方和内侧摸到一个凹
陷处即是。

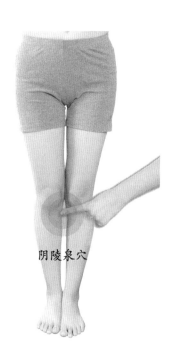

阴陵泉穴

痰湿阻肺型咳嗽调理：4种家常食物

胡萝卜

性味归经： 性平（生者偏凉），味甘；归肺、脾、肝经。

功能： 健脾和中、化痰止咳。用于小儿百日咳等。

用法： 炒食、蒸煮、煲汤、生食。

禁忌： 育龄妇女不宜多吃。

洋葱

性味归经： 性温，味辛、甘；归肺经。

功能： 健胃理气。用于咳嗽、痰多浓稠等。

用法： 炒食、凉拌、做馅。

禁忌： 热病患者、容易胀气的人慎食。

橘子

性味归经： 性温，味甘、酸；归肺、胃经。

功能： 生津润肺、理气化痰。用于胸闷不适、咳嗽痰多等。

用法： 生食、做汤羹。

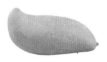

芒果

性味归经： 性凉，味甘、酸；归胃经。

功能： 益胃生津、止呕止咳。用于咳嗽痰多、气喘等。

用法： 生食、榨汁。

禁忌： 易过敏者慎食。

痰湿阻肺型咳嗽调理：
4 种常用中药

厚朴

性味归经：性温，味辛、苦；归脾、胃、肺、大肠经。

功效主治：燥湿、行气、消痰平喘。用于痰饮咳喘、食积不化等。

用法：3~10克，煎服，也可入丸、散剂。

禁忌：虚胀者不宜多服，孕妇慎用。

陈皮

性味归经：性温，味辛、苦；归脾、肺经。

功效主治：理气健脾、燥湿化痰。用于湿痰寒痰、咳嗽痰多等。

用法：5~10克，煎服。

禁忌：脾虚无积滞者忌服。

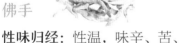

佛手

性味归经：性温，味辛、苦、酸；归肝、胃、脾、肺经。

功效主治：疏肝理气、燥湿化痰。用于咳嗽痰多等。

用法：2~10克，煎服。

禁忌：阴虚火旺者慎用。

半夏

性味归经：性温，味辛，有小毒；归脾、胃、肺经。

功效主治：燥湿化痰、降逆止呕。用于湿痰寒痰、喘咳痰多等。

用法：3~9克，煎服。

禁忌：阴虚燥咳者慎用。

药食同源，燥湿化痰：3 道精选食疗方

材料：鸡蛋 2 个，洋葱 50 克。

调料：盐、植物油、酱油各适量。

做法：

1 将鸡蛋磕开，顺着一个方向打散，加少许盐和适量清水再搅拌几下。

2 将洋葱洗净，切成碎末，放入蛋液中隔水蒸 5 分钟，最后淋上一点植物油与酱油即可。

洋葱蒸蛋

健胃理气，利湿化痰

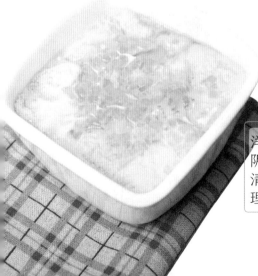

┤ 功效 ├

洋葱化痰理气；鸡蛋滋阴清热。二者搭配不仅清鲜美味，而且能健胃理气，利湿化痰。

51

陈皮山药佛手粥

和胃化痰，疏肝理气

材料： 大米 100 克，佛手、山药各 15 克，陈皮 10 克，红枣 3 枚。

做法：

1 先将佛手洗净撕开，陈皮洗净，将二者放入锅中，加水煎取药汁；山药去皮，洗净，切片。

2 另取淘洗干净的大米、山药片、红枣放入开水锅中，先用大火烧开，再转用小火熬煮成稀粥，待粥快熟时加入药汁煮沸即成。

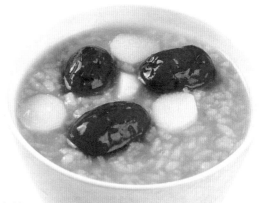

功效

佛手疏肝理气，可用于调理肝胃气滞等；山药和陈皮能健脾补肺、理气化痰，搭配红枣和大米煮成粥不仅养血滋阴，而且更有助于调理痰湿阻肺型咳嗽。

烹饪妙招

削山药皮时，用花生油抹匀双手，可以防止手痒。

材料：胡萝卜 250 克，水发木耳 50 克。

调料：葱花、盐各 3 克，植物油适量。

做法：

1 胡萝卜洗净，切片；水发黑木耳择洗干净，撕成小朵。

2 锅置火上，倒油烧至七成热，加葱花炒香，放入胡萝卜片翻炒。

3 放入木耳，倒入适量清水烧至胡萝卜片熟透，最后用盐调味即可。

胡萝卜炒木耳

健脾肺，祛痰湿

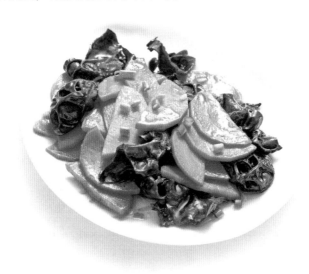

| 功效 |

胡萝卜可健脾益肺，搭配木耳烹调具有健脾祛湿、化痰的功效。

痰湿阻肺型咳嗽调理：6种家用中成药

1 二陈丸

燥湿化痰、理气和胃。 用于咳嗽痰多、胸脘胀闷等。

2 杏仁止咳糖浆

化痰止咳。 用于痰浊阻肺、咳嗽痰多等。

3 复方满山红糖浆

解表散寒、祛风胜湿。 止咳、祛痰、平喘。用于痰浊阻肺所致之咳嗽等。

4 橘红痰咳煎膏

理气祛痰、润肺止咳。 用于痰多咳嗽、气喘等。

5 桔梗冬花片

镇咳祛痰。 用于咳嗽痰多。

6 咳喘顺丸

宣肺化痰、止咳平喘。 用于痰浊壅肺、肺气失宣所致之咳嗽等。

五

痰热郁肺型咳嗽
调理 30 招
清热化痰，肃肺止咳

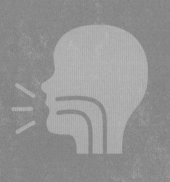

痰热郁肺型咳嗽有哪些表现

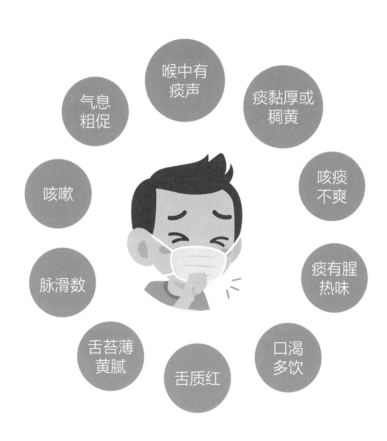

喉中有痰声

气息粗促

痰黏厚或稠黄

咳嗽

咳痰不爽

脉滑数

痰有腥热味

舌苔薄黄腻

舌质红

口渴多饮

痰热郁肺型咳嗽调理：6大常用穴位

对症按摩调理方

取穴原理	肺俞穴是主治肺脏疾病的重要腧穴，为肺气之所注，可调畅肺脏气机。
功效主治	解表宣肺，止咳平喘，能增强呼吸功能，使肺通气量、肺活量及耗氧量增加。主治咳嗽、气喘、潮热、盗汗、鼻塞等。
穴名解读	"肺"，肺脏；"俞"，输注。因其内应肺脏，是肺气转输、输注之处，是治疗肺脏疾病的重要腧穴，故名"肺俞"。

按揉肺俞穴

操作方法

按摩者将食指与中指并拢，用两指指腹按揉肺俞穴3~5分钟，以有酸胀感为度。

定位

本穴在背部，第3胸椎棘突下，后正中线旁开1.5寸。

肺俞穴

按揉太渊穴	取穴原理	太渊穴为肺经原穴，此穴擅长补肺气、肺阴之亏耗，可利肺化痰。
	功效主治	利肺化痰，理血通脉。主治咳嗽不止、痰多、肺炎等。
	穴名解读	"太"，大；"渊"，深。该穴为肺经原穴，八会穴之一（脉会）。言其为脉之大会，博大而深，故名"太渊"。

操作方法

用拇指指腹按揉太渊穴3~5分钟，以有酸胀感为度。

定位

本穴在腕前区，拇长展肌腱尺侧凹陷中，即掌后腕横纹靠拇指一侧，动脉靠拇指一侧的凹陷处。

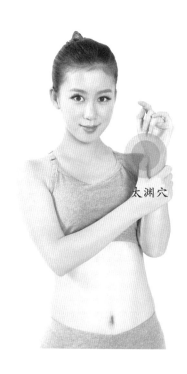

太渊穴

取穴原理	三阴交是肝、脾、肾三经之交会穴，可疏肝健脾，止咳化痰。
功效主治	疏肝健脾，止咳化痰。主治脾胃虚弱、消化不良、腹胀肠鸣、腹泻、月经不调等。
穴名解读	"三阴"，足三阴经；"交"，交会。足部三条阴经中的气血物质在该穴交会。该穴物质有脾经提供的湿热之气，有肝经提供的水湿风气，有肾经提供的寒冷之气，三条阴经之气血交会于此，故名"三阴交"。

按揉三阴交穴

操作方法

用拇指指腹按揉三阴交穴 3~5 分钟，以有酸胀感为度。

定位

本穴在小腿内侧，足内踝尖上 3 寸，胫骨内侧缘后方。

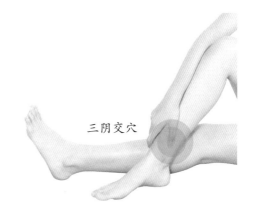

三阴交穴

<table>
<tr><td rowspan="3">按揉丰隆穴</td><td>取穴
原理</td><td>丰隆穴为足阳明胃经的络穴，从阳络阴，脾与胃一阴一阳，互为表里，该穴能畅通表里两经之气血，为化痰之要穴。</td></tr>
<tr><td>功效
主治</td><td>调和胃气，祛湿化痰。主治咳嗽痰多、头痛、眩晕、咽痛、胸痛等。</td></tr>
<tr><td>穴名
解读</td><td>"丰隆"，象声词，"轰隆"之义。足阳明胃经气血丰盛，至此穴丰溢，其肉丰满隆起，故名"丰隆"。</td></tr>
</table>

操作方法

用食指指腹按揉丰隆穴 3~5 分钟，以有酸胀感为度。

定位

本穴在小腿外侧，外踝尖上 8 寸，胫骨前肌的外缘。

丰隆穴

取穴原理	曲池穴为手阳明经合穴，有疏风清热、行气和血的作用，可清泄肺热，利咽止痛。
功效主治	清热和营，疏风通络。主治感冒、外感发热、咳嗽、气喘、腹痛等。
穴名解读	"曲"，屈曲；"池"，水的围合之处、汇合之所。脉气流注此穴时，似水注入池中，又因取穴时屈肘，横纹头有凹陷，形似浅池，故名"曲池"。

按揉曲池穴

操作方法

用拇指指腹按揉曲池穴3~5分钟，以有酸胀感为度。

定位

本穴在肘区，寻找该穴时屈肘成90°，先找到肘横纹终点，再找到肱骨外上髁，两者连线的中点处即是。

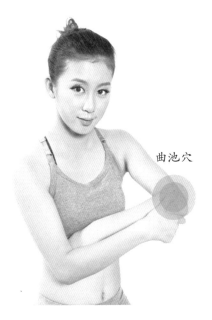

曲池穴

61

<table>
<tr><td rowspan="3">按揉大椎穴</td><td>取穴原理</td><td>大椎穴为手足三阳经、督脉之交会穴，主一身之阳气，可清泄热邪，有解表退热、温经通络的作用。</td></tr>
<tr><td>功效主治</td><td>解表清热，温经活络。主治感冒发热、手足怕冷、咳嗽、喘逆、颈椎病等。</td></tr>
<tr><td>穴名解读</td><td>"大"，巨大；"椎"，椎骨。古称第1胸椎棘突为大椎，穴在其上方，故名"大椎"。</td></tr>
</table>

操作方法

按摩者用拇指指腹按揉大椎穴3~5分钟，以有酸胀感为度。

定位

正坐，略低头，约与肩平的脊柱正中高骨下即是大椎穴。

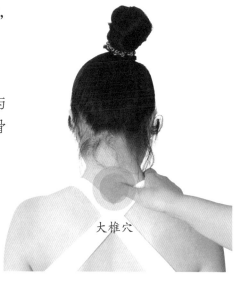

大椎穴

痰热郁肺型咳嗽调理：4种家常食物

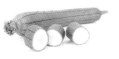

丝瓜

性味归经： 性凉，味甘；归肺、肝、胃经。

功能： 清热化痰、凉血解毒。用于痰喘咳嗽等。

用法： 炒食、蒸食、煲汤。

禁忌： 体虚内寒、腹泻者不宜多食。

茼蒿

性味归经： 性平，味辛、甘；归肺、肝、胃经。

功能： 和脾胃、消痰饮。用于热咳痰多等。

用法： 炒食、煲汤。

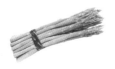

芦笋

性味归经： 性寒，味甘；归肺、胃经。

功能： 清热生津。用于肺热咳嗽等。

用法： 炒食、凉拌、清蒸。

禁忌： 痛风急性发作期患者不宜多吃。

海蜇

性味归经： 性平，味咸；归肺、大肠经。

功能： 清热平肝、化痰消积。用于肺热咳嗽、痰黄稠等。

用法： 凉拌、煲汤。

禁忌： 脾胃虚寒者慎食。

痰热郁肺型咳嗽调理：4种常用中药

黄芩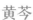

性味归经: 性寒，味苦；归肺、胆、脾、大肠、小肠经。

功效主治: 清热燥湿、泻火解毒。用于肺热咳嗽、高热烦渴等。

用法: 3~10克，煎服。

禁忌: 脾胃虚寒者不宜服用。

鱼腥草

性味归经: 性微寒，味辛；归肺经。

功效主治: 清热解毒、消痈排脓。用于肺痈吐脓、痰热喘咳等。

用法: 12~25克，煎服，不宜久煎。

禁忌: 有虚寒证者慎服。

金荞麦

性味归经: 性凉，味微辛；归肺经。

功效主治: 清热解毒、排脓祛瘀。用于肺痈吐脓、肺热喘咳等。

用法: 15~45克，煎服。

白茅根

性味归经: 性寒，味甘；归肺、胃、膀胱经。

功效主治: 凉血止血、清热利尿。用于肺热咳嗽等。

用法: 15~30克，煎服。

禁忌: 脾胃虚寒、溲多不渴者禁服。

药食同源，清热化痰：3道精选食疗方

材料：芦根10克，川贝母5克，大米100克。

调料：冰糖适量。

做法：

1 芦根、川贝母洗净，水煎，去渣滤汁；大米淘洗干净，浸泡30分钟。

2 锅中加适量清水烧开，将药汁与大米一起放入锅中，用大火煮沸，转小火熬煮至粥稠，最后加入冰糖待其化开即可。

温馨提示： 本方应在医生指导下使用。

芦根川贝粥

清热化痰，平喘

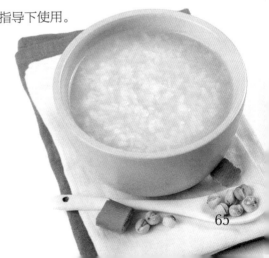

功效

芦根和川贝母均有清热化痰、止咳润肺的功效，搭配大米煮粥更能止咳化痰平喘。

毛豆烧丝瓜

清热祛痰，活血通络

材料：丝瓜 250 克，毛豆 100 克。

调料：葱丝、姜末各 5 克，盐、水淀粉、植物油各适量。

做法：

1 毛豆洗净，焯水后捞出沥干；丝瓜洗净，去皮，切滚刀块。

2 油锅烧热，煸香葱丝、姜末，放入毛豆，加水烧 10 分钟；油锅烧热，下丝瓜块炒软，倒入毛豆，加盐，用水淀粉勾芡即可。

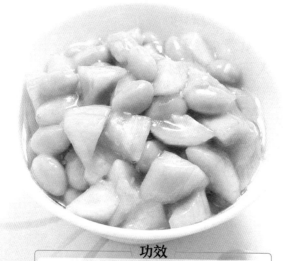

功效

丝瓜有清热利尿的功效；毛豆能补脾健胃，提高身体抵抗力。二者搭配炒食有助于化痰，缓解痰喘咳嗽。

66

材料：猪肺250克，红枣5克，鱼腥草30克。

调料：盐、鸡精各适量。

做法：

1 猪肺反复清洗至发白，挤出泡沫和污血，切块；鱼腥草、红枣分别洗净。

2 将猪肺、红枣放入锅中，加水，先大火煮沸，去泡沫，再用小火煮1小时，加鱼腥草再煮10分钟，最后加鸡精、盐调味。每日1次，趁热喝。

清肺止咳

猪肺鱼腥草红枣汤

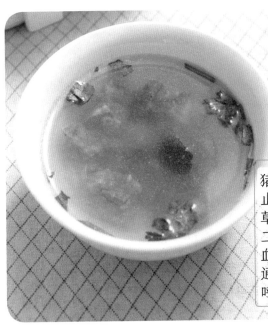

功效

猪肺有补肺润燥止咳之效；鱼腥草能清热解毒。二者搭配活血养血的红枣煮汤能通经活络，畅通呼吸。

痰热郁肺型咳嗽调理：6 种家用中成药

1 蛇胆川贝散

清肺、止咳、除痰。用于肺热咳嗽痰多等。

2 止咳橘红口服液

清肺、止咳、化痰。用于痰热阻肺、咳嗽痰多等。

3 橘红丸

清肺、化痰、止咳。用于痰热咳嗽、痰多等。

4 除痰止嗽丸

清肺降火、除痰止嗽。用于肺热痰盛所致之咳嗽等。

5 清肺化痰丸

清肺化痰。用于肺热咳嗽、痰多黄稠等。

6 儿童咳喘灵颗粒

辛凉宣肺、止咳化痰、平喘。用于儿童痰热咳喘等。

其他常用中成药：礞石滚痰丸、祛痰灵口服液、贝羚胶囊、儿童咳液等。

六

肝火犯肺型咳嗽
调理 19 招
清肝泄肺，顺气降火

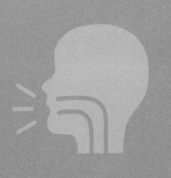

肝火犯肺型咳嗽
有哪些表现

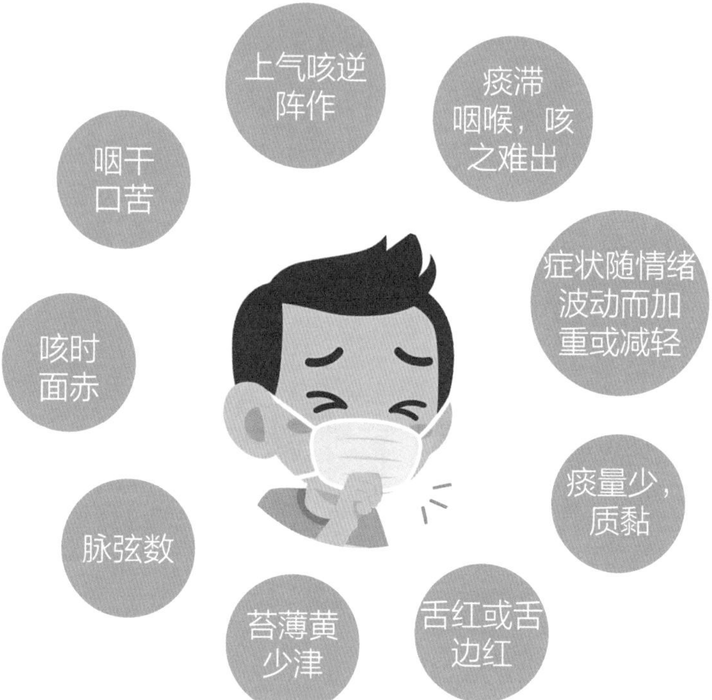

上气咳逆阵作

痰滞咽喉，咳之难出

咽干口苦

症状随情绪波动而加重或减轻

咳时面赤

痰量少，质黏

脉弦数

苔薄黄少津

舌红或舌边红

肝火犯肺型咳嗽调理：3大常用穴位

对症按摩调理方

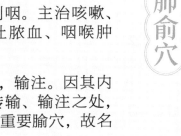

按揉肺俞穴

取穴原理	肺俞穴是肺脏经气输注之处，与肺有直接关系，可散发肺脏之热，调畅肺脏经气。
功效主治	宽胸理气，化痰利咽。主治咳嗽、感冒、哮喘、咳吐脓血、咽喉肿痛等。
穴名解读	"肺"，肺脏；"俞"，输注。因其内应肺脏，是肺气转输、输注之处，是治疗肺脏疾病的重要腧穴，故名"肺俞"。

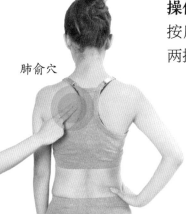

肺俞穴

操作方法

按摩者将食指与中指并拢，用两指指腹按揉肺俞穴3~5分钟。

定位

本穴在背部，第3胸椎棘突下，后正中线旁开1.5寸。

取穴原理	鱼际穴为肺经荥穴，五行属火。"荥主身热"，故此穴具有清肺泻火、清宣肺气的作用。
功效主治	清泄肺热，利咽止痛。主治失音、咳嗽、咳血、发热、咽喉肿痛、哮喘等。
穴名解读	"际"，边际，凡两合皆称际。该穴在拇短展肌、拇对掌肌之边缘，此处肌肉丰隆，形如鱼腹，又当赤白肉相合之处，故名"鱼际"。

操作方法

用食指指腹按揉鱼际穴 3~5 分钟，以有酸胀感为宜。

定位

本穴位于手掌桡侧，第 1 掌骨桡侧中点赤白肉际处。

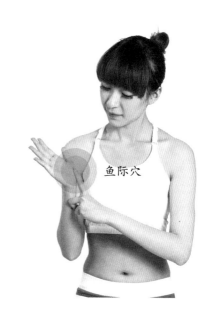

鱼际穴

72

取穴原理	鱼际穴与行间穴分别为肺经和肝经之荥穴,"荥主身热",故二穴可分别清泄肺经与肝经之热。
功效主治	清泻肝火,通络止痛。主治目赤、头痛、燥咳、烦热、失眠等。
穴名解读	"行",行走、流动;"间",二者当中。从大敦穴传来的湿重水气至本穴后吸热并循肝经向上传输,气血物质遵循其应有的道路而行,故名"行间"。

操作方法

用食指指腹按揉行间穴 3~5 分钟,以有酸胀感为宜。

定位

本穴在足背侧,第 1、2 趾间,趾蹼缘后方赤白肉际处。

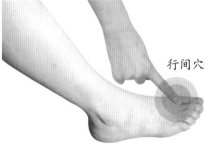

行间穴

73

肝火犯肺型咳嗽调理：4 种家常食物

豆腐

性味归经： 性凉，味甘；归脾、胃、大肠经。

功能： 泻火解毒、生津润燥。用于肺热咳嗽等。

用法： 炒食、煲汤。

桃子

性味归经： 性温，味甘、酸；归肝、大肠经。

功能： 生津润肠。用于虚痨喘咳等。

用法： 生食、榨汁。

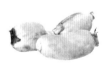

莲藕

性味归经： 生用性寒，熟用性温，味甘；归心、脾、胃经。

功能： 清热凉血、健脾润肺。用于燥热咳嗽、失眠等。

用法： 炒食、凉拌、煲汤。

禁忌： 脾虚胃寒者不宜生食。

木耳

性味归经： 性平，味甘；归肺、胃、肝经。

功能： 补气养血、润肺止咳。用于肺虚久咳、咳血等。

用法： 炒食、凉拌、煲汤。

禁忌： 腹泻者不宜多食。

肝火犯肺型咳嗽调理：
4 种常用中药

芦根

性味归经：性寒，味甘；归肺、胃经。

功效主治：清热生津、除烦止呕。用于热病伤津所致的烦热口渴、舌燥少津、肺热肺痈、咳吐脓痰等。

用法：15~20 克，煎服。

禁忌：脾胃虚寒者忌用。

桑白皮

性味归经：性寒，味甘；归肺经。

功效主治：泻肺平喘、利水消肿。用于肺热喘咳、水肿胀满等。

用法：6~12 克，煎服。

禁忌：由肺寒所致的喘嗽者不宜服用。

地骨皮

性味归经：性寒，味甘；归肺、肝、肾经。

功效主治：凉血退蒸、清肺降火。用于肺热咳嗽、阴虚发热、内热消渴等。

用法：6~15 克，煎服。

禁忌：外感风寒发热及脾胃虚寒便溏者不宜服用。

黄芩

性味归经：性寒，味苦；归肺、胆、脾、大肠、小肠经。

功效主治：清热燥湿、泻火解毒。用于肺热咳嗽、高热烦渴等。

用法：3~10 克，煎服。

禁忌：脾胃虚寒者不宜服用。

药食同源，清肝泄肺：2 道精选食疗方

清热润肺

果醋藕片

材料： 脆藕300克，枸杞子5克，纯净水适量，苹果醋200克。

做法：

1 脆藕洗净，去皮，切薄片，入沸水中焯烫2分钟，过凉，沥干；枸杞子洗净，浸泡至软。

2 将苹果醋倒入容器中，加入适量纯净水搅匀，然后放入藕片，盖上容器盖，放入冰箱冷藏2小时，吃之前用枸杞子点缀即可。

/ 功效 /

莲藕有清热解毒、润肺、凉血化瘀的功效；枸杞子有润肺、调节免疫力的功效。二者搭配苹果醋凉拌不仅爽脆、酸甜，能提高食欲，而且有助于清热凉血、缓解肝火咳嗽。

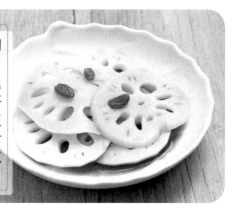

材料：玉竹、麦冬各 12 克，银耳 15 克。

调料：冰糖 10 克。

做法：

1 将银耳泡发，去蒂，洗净。

2 锅置火上，加入适量清水，放入玉竹、麦冬和银耳，煎煮取汤，最后加冰糖搅拌至化开即可（可用枸杞子装饰）。

温馨提示： 本方应在医生指导下使用。

清肝泄肺，改善燥热咳嗽

玉竹麦冬银耳羹

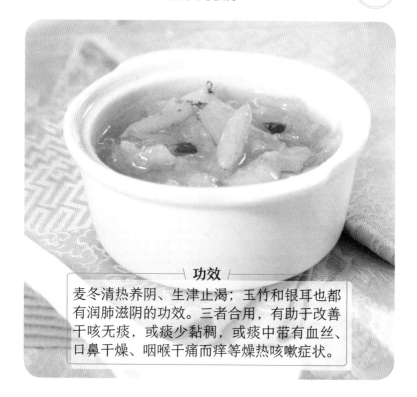

| 功效 |

麦冬清热养阴、生津止渴；玉竹和银耳也都有润肺滋阴的功效。三者合用，有助于改善干咳无痰，或痰少黏稠，或痰中带有血丝、口鼻干燥、咽喉干痛而痒等燥热咳嗽症状。

肝火犯肺型咳嗽调理：6 种家用中成药

1 清气化痰丸

清肺化痰。用于肺热咳嗽、痰多黄稠、胸脘满闷等。

2 黄连上清丸

散风清热、泻火止痛。用于改善肝火犯肺引起的咳嗽、牙齿疼痛等。

3 黛蛤散

清肝利肺、化痰止咳、降逆除烦。用于肝火犯肺所致之头晕耳鸣、咳嗽、痰多黄稠、口渴心烦等。

4 小柴胡颗粒

解表散热、疏肝和胃。用于食欲不振、胸胁苦满、心烦、口苦咽干等。

5 清肺抑火片

清肺止嗽、降火生津。用于改善肝火犯肺引起的咳嗽、咽喉肿痛、口鼻生疮等。

6 羚羊清肺丸

清肺利咽、清瘟止嗽。用于肺胃热盛、咳嗽痰盛、咽喉肿痛、口干舌燥等。

七

肺阴亏虚型咳嗽调理 19 招

滋阴润肺，化痰止咳

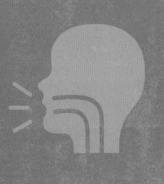

肺阴亏虚型咳嗽有哪些表现

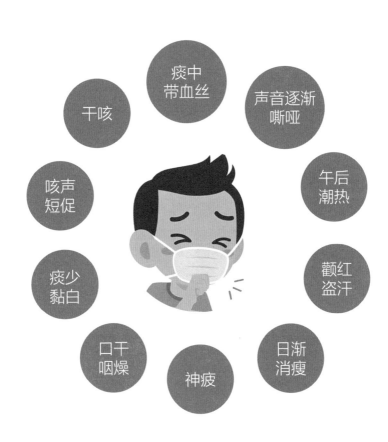

痰中带血丝

声音逐渐嘶哑

干咳

午后潮热

咳声短促

颧红盗汗

痰少黏白

日渐消瘦

口干咽燥

神疲

肺阴亏虚型咳嗽调理：3大常用穴位

对症按摩调理方

取穴原理	肺俞穴是肺脏经气输注之处，与肺有直接关系，可散发肺脏之热，调畅肺脏经气。
功效主治	宣肺解表，肃降肺气。主治咳嗽、哮喘、咳血、肺痨及过敏性鼻炎等。
穴名解读	"肺"，肺脏；"俞"，输注。因其内应肺脏，是肺气转输、输注之处，是治疗肺脏疾病的重要腧穴，故名"肺俞"。

按揉肺俞穴

操作方法

按摩者将食指与中指并拢，用两指指腹按揉肺俞穴3~5分钟，以有酸胀感为度。

定位

本穴在背部，第3胸椎棘突下，后正中线旁开1.5寸。

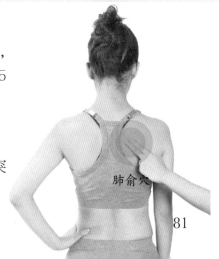

肺俞穴

81

<table>
<tr><td rowspan="3">按揉膏肓穴</td><td>取穴原理</td><td>膏肓穴邻近肺脏，位于魄户与神堂之间，是膏脂肓膜之气转输之地，可养阴益肺。</td></tr>
<tr><td>功效主治</td><td>理肺补虚，益气养阴。主治咳嗽、气喘、肺痨、健忘等。</td></tr>
<tr><td>穴名解读</td><td>"膏"，膏脂、油脂。"肓"，心脏与膈膜之间。膜中的脂类物质由此外输膀胱经，故名"膏肓"。</td></tr>
</table>

操作方法

按摩者用食指指腹按揉膏肓穴 3~5 分钟，以有酸胀感为度。

定位

本穴在脊柱区，第 4 胸椎棘突下，后正中线旁开 3 寸，肩胛骨内侧，通常一压即痛。

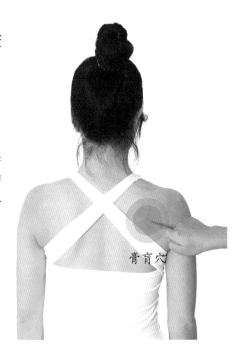

膏肓穴

取穴原理	太溪穴为肾经原穴，是肾经元气经过和留止的部位，与肺经原穴太渊穴相配可充肺肾之气。
功效主治	滋阴降火，止咳。主治阴虚之消渴、咯血、咽喉肿痛、咽干、唾痰如胶、牙龈肿痛等。
穴名解读	"太"，大；"溪"，溪流。从然谷穴传来的冷降之水至该穴形成了较为宽大的浅溪，故名"太溪"。

操作方法

用拇指指腹按揉太溪穴 3~5
分钟，以有酸胀感为宜。

定位

本穴位于足内侧，内踝尖后方
与跟腱之间的凹陷处。

太溪穴

肺阴亏虚型咳嗽调理：4种家常食物

银耳

性味归经： 性平，味甘；归肺、胃经。

功能： 滋补生津、润肺养胃。用于虚劳咳嗽、痰中带血等。

用法： 凉拌、做汤羹。

雪梨

性味归经： 性凉，味甘、微酸；归肺、胃经。

功能： 止咳化痰、清热降火。用于肺燥咳嗽等。

用法： 生食、煲汤。

禁忌： 脾胃虚寒者不宜多吃。

猪肺

性味归经： 性平，味甘；归肺经。

功能： 补肺止咳。用于肺虚咳嗽、气喘等。

用法： 凉拌、煲汤。

禁忌： 便秘、痔疮者不宜多食。

草莓

性味归经： 性凉，味甘、酸；归肺、脾经。

功能： 养肺滋阴、生津止渴。用于肺热咳嗽、咽喉肿痛、声音嘶哑等。

用法： 生食、榨汁。

禁忌： 痰湿内盛、肠滑泄泻者，以及尿路结石患者不宜食用。

肺阴亏虚型咳嗽调理：4 种常用中药

玄参

性味归经: 性微寒，味甘、苦、咸；归肺、胃、肾经。

功效主治: 清热凉血、滋阴解毒。用于热病伤阴、烦渴便燥、骨蒸劳嗽等。

用法: 10~15 克，煎服。

禁忌: 脾胃虚寒、食少便溏者不宜服用；反藜芦。

麦冬

性味归经: 性微寒，味甘、微苦；归肺、心、胃经。

功效主治: 润肺养阴、益胃生津、清心除烦。用于肺阴不足有燥热的干咳痰黏等。

用法: 10~15 克，煎服。

禁忌: 虚寒泄泻者慎服。

知母

性味归经: 性寒，味苦、甘；归肺、胃、肾经。

功效主治: 清热泻火、滋阴润燥。用于肺热咳嗽、阴虚燥咳等。

用法: 6~12 克，煎服。

禁忌: 脾虚便溏者不宜服用。

玉竹

性味归经: 性微寒，味甘；归肺、胃经。

功效主治: 养阴润燥，生津止渴。用于肺阴不足、燥热咳嗽等。

用法: 6~12 克，煎服。

药食同源，润肺化痰：2 道精选食疗方

润肺，滋阴

猪肺萝卜煲

材料：猪肺1个，萝卜500克，杏仁5克。

调料：盐、生姜块各适量。

做法：

1 猪肺洗净后切成小方块，萝卜洗净去皮，切成0.5厘米厚的片，备用。

2 锅内水煮沸，将猪肺块放入，汆烫至无血水为止。将焯过的猪肺块放入加好水的砂锅中，加杏仁、生姜块一起煲。

3 20分钟后，加入萝卜片，用中火或小火把萝卜煲软，最后加盐调味即可。

功效

猪肺有止咳、润肺、强身的功效；萝卜消积滞、化痰热。二者搭配杏仁共奏润肺滋阴、清热止咳之功。

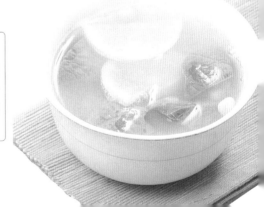

材料: 茼蒿350克，松子仁、花生米各15克。

调料: 盐适量，香油2克。

做法:

1 将茼蒿择洗干净，下入沸水中焯1分钟，捞出，晾凉，沥干水分，切段；松子仁和花生米挑去杂质。

2 炒锅置火上烧热，分别放入松子仁和花生米炒香，取出，晾凉。

3 取盘，放入茼蒿段，用盐和香油拌匀，最后撒上松子仁和花生米即可。

双仁拌茼蒿

滋阴润肺，止咳化痰

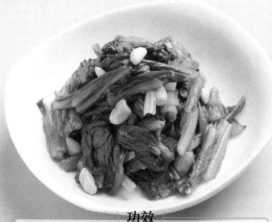

功效

茼蒿滋阴润燥、止咳化痰；松子仁和花生米富含不饱和脂肪酸，有补肾益气、养血润肠的功效。三者搭配炒食不仅营养美味，而且能够滋阴祛燥。

肺阴亏虚型咳嗽调理：6种家用中成药

1 川贝雪梨膏

润肺止咳、生津利咽。用于阴虚肺热、咳嗽等。

4 大补阴丸

滋阴降火。用于阴虚火旺、咳嗽咯血等。

2 养阴清肺膏

养阴润燥、清肺利咽。用于阴虚肺燥、干咳少痰、痰中带血等。

5 二冬膏

养阴润肺。用于肺阴不足所致之燥咳痰少、鼻干咽痛等。

3 百合固金丸

养阴润肺、化痰止咳。用于肺肾阴虚、燥咳少痰等。

6 人参固本丸

滋阴益气、固本培元。用于阴虚气弱、虚劳、咳嗽、心悸气短等。

其他常用中成药：百令胶囊、阿胶补血膏等。